AF245925

CONSIDÉRATIONS

HYGIÉNIQUES & PHYSIOLOGIQUES

SUR LES

EAUX POTABLES

Suivies d'un moyen efficace

pour rendre salubres les eaux contaminées

ou nuisibles,

pour l'usage alimentaire

PAR

ETIENNE TOURNIAIRE

Fabricant de Produits Hygiéniques Spéciaux

Officier de l'Ordre de Tunis (décret du 9 octobre 1890)

Membre du Conseil d'Hygiène de l'Arrondissement de Forcalquier

Chevalier du Mérite Agricole (1900)

Ex-Membre de la Chambre consultative des Arts et Manufactures d'Aix, etc.

FORCALQUIER

ALBERT CREST, IMPRIMEUR DE L'ATHÉNÉE

ET DU FÉLIBRIGE DES ALPES

1901

25

218

CONSIDÉRATIONS

HYGIÉNIQUES & PHYSIOLOGIQUES

SUR LES

EAUX POTABLES

Suivies d'un moyen efficace

pour rendre salubres les eaux contaminées

ou nuisibles,

pour l'usage alimentaire

PAR

ETIENNE TOURNIAIRE

Fabricant de Produits Hygiéniques Spéciaux

Officier de l'Ordre de Tunis (décret du 9 octobre 1890)

Membre du Conseil d'Hygiène de l'Arrondissement de Forcalquier

Chevalier du Mérite Agricole (1900)

Ex-Membre de la Chambre consultative des Arts et Manufactures d'Aix, etc.

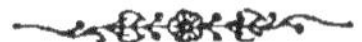

FORCALQUIER

ALBERT CREST, IMPRIMEUR DE L'ATHÉNÉE

ET DU FÉLIBRIGE DES ALPES

1901

Considérations
Hygiéniques et Physiologiques
SUR LES EAUX POTABLES

Suivies d'un moyen efficace pour rendre salubres les eaux contaminées, ou nuisibles, pour l'usage alimentaire

L'eau est le principe de tout. Tout vient de l'eau et y retourne. Sénèque le philosophe Romain, disait : Si le monde entier périssait dans les flammes, il ne resterait que l'eau après l'extinction du feu, et dans cette eau serait le germe d'un nouveau monde. C'est-à-dire qu'il faut revendiquer pour l'eau un rôle toujours extraordinairement important.

Elle existe à profusion à l'état liquide et constitue la masse des mers, des lacs, des fleuves, des rivières et ruisseaux. Il en existe également une quantité considérable répandue dans l'atmosphère à l'état de vapeur, ou bien condensée dans un état particulier qui constitue les nuages. Elle est la principale boisson de l'homme. C'est le dissolvant de toutes les matières qui pénètrent dans l'organisme, leur véhicule et leur distributeur ; elle opère l'imbibition des tissus, leur donne leur souplesse, leur élasticité et leur perméabilité ; enfin elle est le régulateur de la chaleur animale, par le fait de son évaporation plus ou moins rapide.

Les boissons ont pour but de rendre à l'économie

l'eau qu'elle perd à chaque instant, dans ses diverses fonctions, et d'apporter à l'organisme, des substances utiles qui n'ont rien de commun avec la restitution aqueuse, ce sont les sels calcaires et magnésiens phosphates et carbonates.

Toutes les eaux ne peuvent cependant pas être employées comme boisson, en un mot toutes les eaux ne sont pas potables. L'étude de ces dernières est d'une importance capitale, aussi prend-elle chaque jour une plus grande extension. La science a fait voir quelle influence l'eau exerce sur l'hygiène des grands centres populeux. Tantôt en s'imprégnant de germes nuisibles elle sert de véhicule à des maladies contagieuses et épidémiques, tantôt elle introduit dans notre organisation des sels calcaires qui lui sont contraires.

Si la santé dépend des bonnes dispositions d'un air salubre et pur, nous ne saurions la conserver longtemps si les eaux que nous buvons ne nous présentent pas ces mêmes dispositions. La bonté des eaux tient à la salubrité du pays qui leur donne naissance, et leur bonne ou mauvaise qualité provient principalement de la nature du terrain sur lequel elles coulent.

Leurs qualités plus ou moins salubres influent si puissamment sur l'espèce humaine que nous devons les considérer avec beaucoup de soins.

L'eau potable, doit être fraiche, claire, limpide, sans odeur, ni couleur, agréable au goût. Elle doit contenir de l'air, bouillir sans se troubler ni former de dépôt, cuire les légumes secs et dissoudre le savon. Si elle est trouble, il faut la filtrer avant de la boire ou de l'employer aux usages alimentaires, et, si elle a un goût désagréable, il ne faut pas s'en servir. L'eau étant un objet de première nécessité, doit être conservée dans des vases propres, couverts, et autant que possible, dans des fontaines à filtre que l'on aura la précaution de nettoyer souvent.

Fraîche et pure, l'eau est très agréable à boire, elle aide à la digestion des aliments et calme parfaitement la soif. Tiède, elle est lourde et indigeste et provoque les vomissements ; très chaude, elle se digère mieux et exite la transpiration ; froide et prise en petite quantité, elle apaise la soif, mais elle peut causer de graves maladies aux personnes qui en boivent beaucoup ou qui ont très chaud. Un chirurgien major, ayant autrefois fait la campagne d'Italie, nous racontait il y a quelques années, qu'au milieu de cette armée d'Italie il mourut beaucoup plus de soldats pour avoir bu de l'eau froide lorsqu'ils étaient en sueur qu'on en perdit par le feu de l'ennemi.

L'eau se présente sous trois états : Le premier offre la forme solide ; c'est la glace ; le second, la forme liquide ; c'est dans cet état que nous la buvons ; et le troisième prend la forme fluide ; dans cet état elle est réduite en vapeurs.

Les eaux séléniteuses (eaux crues), c'est-à-dire celles qui contiennent des quantités notables de sulfate calcaire, rendent souvent les digestions pénibles, surtout chez les personnes délicates et chez celles qui ne sont habituées à leur usage. Néanmoins, lorsque ce sel terreux n'y existe pas en trop grande abondance, et qu'il n'y est point uni à quelque autre substance étrangère, elles n'ont pas les dangers qu'on leur attribue communément, puisque l'on voit de petites localités où l'eau est très séliniteuse et dont les habitants font leur boisson habituelle sans trop d'inconvénients. D'ailleurs la présence des sels terreux dans l'eau est facile à constater. On sait que l'eau séléniteuse, au lieu de dissoudre le savon, comme le fait l'eau pure, le décompose ; qu'il se caillebotte par la combinaison de son huile avec la chaux du sulfate. On sait aussi que cette eau n'opère jamais parfaitement la coction des légumes farineux secs parce que, les substances alcalines que ceux-ci contiennent décomposent tout de même le sulfate calcaire, la chaux forme avec la matière végéto-animale de ces mêmes légumes un composé insoluble.

Les eaux qui contiennent des matières animales ou végétales telles que celles que l'on puise dans les étangs et les marais, sont toujours dangereuses, lors même qu'elles ne recèlent que des quantités inappréciables de substances organiques en putréfaction, ou de produits gazeux provenant de leur décomposition. Les effets nuisibles se manifestent à la longue par la débilitation des forces gastriques, par des fièvres et une asthénie générale.

La meilleure eau potable est celle des rivières qui coulent rapidement sur un lit de sable ou de roc. — Si l'on était néanmoins dans la nécessité de boire des eaux dites séléniteuses, on pourrait les rendre parfaitement salubres en y versant un peu de carbonate de soude, et séparant ensuite, au moyen du filtre, le carbonate de chaux précipité. — Pour rendre potable les eaux des étangs et des marais, il faut d'abord les faire bouillir, pour que l'ébullition cuise les matières organiques et dégage les principes gazeux insolubles ; après le refroidissement on les agite pour leur rendre l'air quelles ont perdu ; on les filtre à travers le sable ou le charbon.

A l'état pure et fraiche de toutes les boissons l'eau est celle qui convient le mieux à tous les âges et à toutes les constitutions.

L'eau prise à la température atmosphérique est de tous les liquides celui qui convient le mieux à la santé ; elle produit sur notre organisation des effets qui influent favorablement sur toutes nos fonctions, sur nos habitudes, nos penchants, nos affections, nos forces, notre longévité . Nous ne saurions employer trop de moyens pour nous procurer les eaux les plus pures possibles, lorsque nous voulons en faire usage. Bien plus, les substances nutritives les meilleures ne sauraient nous préserver de maladies plus ou moins graves, si les eaux que nous buvons sont crues, dures, pesantes, amères, salées, cuivreuses, marécageuses, etc, au lieu qu'on peut très bien se porter en usant de nourritures moins bonnes si l'on habite un pays qui jouisse de la salubrité, et qui nous fournisse de bonnes eaux. Mais comme la bonté des eaux dépend toujours de la salubrité du sol on ne saurait trop recommander de faire un examen attentif de l'endroit sur lequel elles fluent et sur son exposition.

L'eau pure, prise fraiche, humecte, désaltère et rafraichit ; elle donne du ton à l'estomac, et aide la digestion.

Les meilleures eaux sont celles qui viennent dans des lieux élevés, qui sont chaudes en hiver et froides en été, ce qui annonce des sources profondes.

On reconnait si une eau est bonne lorsqu'à sa source et aux bords de son lit, qu'il soit ruisseau ou rivière, il ne croît ni jonc, ni mousse, ni aucune plante aquatique ; lorsqu'elle sort de la fente d'un rocher, claire et limpide, qu'elle coule sur un lit de sable sans bourbe, sans sédiment, ou sur un cailloutage bien net ; qu'elle est légère à l'aréo-mètre qu'elle ne produit pas un sentiment de pesanteur à l'estomac après qu'on vient de l'avaler. Enfin la salubrité d'une eau se confirme encore par la bonne santé de ceux qui en font usage, par la force et la vigueur des plantes du pays, quand les habitants ne sont pas sujets aux maladies de la peau. La bonne qualité des eaux atteste toujours la pureté de l'air.

Les eaux courantes des fleuves et des rivières sont très salubres : on y trouve moins de substances étrangères ; elles sont d'autant plus pures que leurs cours est plus rapide, et qu'elles coulent sur un lit d'une plus grande étendue.

L'eau des lacs est le résultat de la fonte des neiges, des pluies, des sources et des rivières qui vont s'y rendre. On a prétendu que cette eau devait contenir une foule de matières insalubres : cela est tout à fait inexact. On peut en juger par les eaux des lacs de la Suisse dont la limpidité est vraiment surprenante. Nous avons pu constater cette particularité pendant divers voyages que nous avons faits en Suisse qui nous ont procuré l'occasion de traverser plusieurs fois en bateau le lac de Genève jusqu'à Lausanne et le lac de Zurich dans toute son étendue. Au milieu de ces magnifiques rivages nous avons pu admirer la limpidité des eaux de ces lacs qu'on peut dire exceptionnelle ; on peut distinguer à 3 ou 4 mètres de profondeur une petite pièce de monnaie au fond de ces lacs.

A la beauté des eaux qu'on admire dans cette région, favorisée de la nature, il faut ajouter que des expériences positives ont laissé constater que l'eau du Rhône, au sortir du Léman, ne donnait qu'un résidu moitié moins considérable que celles qui provenaient d'autres fontaines : il est vraisemblable que toutes ces matières se déposent avec facilité.

Les eaux de pluie sont légères, très douces et limpides, parce que le soleil, en les vaporisant, n'attire que les parties les plus légères et les plus subtiles de l'eau. Elles contiennent de l'oxygène en dissolution, en grande proportion.

Les eaux de pluie, recueillies dans les temps calmes, non orageux, en plein air, loin des habitations des hommes et des animaux reçues dans des vases de terre ou de grès, ou dans des citernes faites avec ces matières, sont les meilleures et les plus pures de toutes, parce qu'elles ont été purifiées par une sorte de distillation naturelle.

Il est important d'observer que, pour la conduite de ces eaux, on ne doit se servir que de tuyaux de pierre dure, de fer fondu, de bois ou de terre cuite, ces matières ne leur communiquant rien de nuisible, ni de pernicieux, et qu'il est dangereux de se servir de tuyaux de cuivre, de plomb ou d'autre métal, parce que ces métaux s'oxydent très aisément par l'action de l'eau et deviennent de vrais poisons. Il n'est pas moins dangereux de laisser séjourner l'eau, et plus encore le vin et les acides, dans les récipients de cuivre, de plomb et autre métal facilement oxydable.

Les eaux de puits sont dures et crues ; elles manquent ordinairement d'air, et renferment souvent un excès de sulfate de chaux. Dans les villes, comme dans les campagnes, ces eaux sont parfois altérées par l'infiltration de matières nuisibles provenant des rues, des égouts, des lieux d'aisances, des fosses à fumier, des manufactures etc. et elles peuvent devenir alors la cause de graves maladies.

La présence d'une forte proportion de nitrate dans les eaux de puits indique que celles-ci, ayant traversé des terrains riches en matières organiques, peuvent être nuisibles et doivent-être rejetées comme eaux non potables.

L'eau des puits artésiens est généralement bonne ; provenant ordinairement de vastes nappes souterraines, cette eau est meilleure que celle des puits ordinaires, parce qu'elle se renouvelle sans cesse.

Rien ne contribue plus à la conservation de la santé que l'usage des bonnes eaux, comme rien n'est plus capable de l'altérer que celles qui possèdent de mauvaises qualités.

Les Romains n'épargnaient ni dépenses ni peines pour se procurer des eaux saines : souvent même, lorsque le pays n'en possédait pas de semblables, ils en faisaient venir de fort loin, au moyen d'acqueducs, qu'ils construisaient à grands frais, tant ils étaient persuadés de l'utilité et de l'importance de se procurer une boisson salutaire.

L'eau distillée qui est de l'eau chimiquement pure, n'est point potable, non seulement à cause de son goût fade et douceâtre, mais encore parce qu'elle n'est pas aérée et qu'elle ne renferme pas les principes salins propres à favoriser les fonctions digestives et à subvenir aux besoins de l'organisme.

Elle est, dit Orfila, la plus pure, parce qu'elle ne contient aucune substance en dissolution et ne donne aucun précipité.

Toutefois M. Ch. Girard chef du Laboratoire municipal de Paris, signale l'altération rapide de l'eau distillée, par suite de microbes qui s'y développent à la faveur du nitrate d'ammoniaque, que l'eau distillée renferme presque toujours. Il insiste sur la nécessité de nettoyer parfaitement les vases destinés à conserver le liquide et sur la nécessité de le consommer rapidement.

Les eaux des marais et des étangs sont généralement très impures, à cause des matières organiques en décompositions dont elles abondent. Si l'on était réduit à s'en servir, il faudrait les évaporer, les filtrer, et les agiter ensuite.

Les eaux marécageuses ajoutent aux propriétés insalubres de certaines eaux ; dès lors la corruption, et la putréfaction, des substances végétales et animales, que les pluies y charrient, au printemps et que les chaleurs de l'été mettent en fermentation ; souvent elles produisent diverses affections pernicieuses. Ceux qui habitent à proximité, sont pâles, maigres, hâves et défigurés.

L'eau de mer contient en dissolution beaucoup de matières végétales et animales avec du chlorure de sodium (sel marin) en quantité, et des sulfates de magnésie et de chaux.

L'eau de mer contient d'autant plus de sel marin en dissolution qu'elle se rapproche plus près de l'équateur, L'évaporation étant beaucoup plus grande sous la ligne équinoxiale que dans les autres parties de la surface de la mer ; l'eau de ces parages doit contenir nécessairement une plus grande quantité de sel en dissolution. En voici à peu près les proportions. Les mers du nord n'en contiennent guère que 16 gr. par litre, la mer qui entoure l'Espagne en contient près de 60 gr. par litre, et la mer qui est sous l'équateur en contient près de 125 grammes.

Il est à remarquer que les eaux de la Méditerranée sont toujours bien plus salées que celles de l'Océan vu leur plus grande évaporation. Le mouvement continuel de l'eau de mer, et la grande quantité de sel qu'elle contient, en empêchent la putréfaction.

Ces sels sont : le chlorure de sodium, le chlorure de magnésium, qui rend l'eau amère, les sulfates de soude et de magnésie, et une petite quantité de carbonate de chaux et de magnésie. Parmi les analyses nombreuses que l'on possède, nous donnons la suivante due à Marcet et faite sur de l'eau de mer cueillie dans l'Océan Atlantique :

Eau 1 kilog :	
Chlorure de sodium	26,600
» de magnésium	5,134
» de calcium	1,232
Sulfate de soude	4,660

Souvent on trouve en outre du sel ammoniac, des iodures et des bromures de sodium et une petite quantité de matière organique.

Par le mouvement incessant des vagues et la pres-

sion assez considérable de l'atmosphère on s'explique
que la respiration s'effectue avec facilité et liberté, la
présence des courants d'air qui déterminent un renou-
vellement plus facile et plus rapide de l'air, et par
conséquent de l'oxygène, concourent à ce résultat. De
plus l'inspiration continuelle d'une humidité saline,
qui est absorbée sans déterminer aucune action irri-
tante sur les surfaces cutanées, pulmonaires et digestives et sans qu'on en ait la conscience, peut modifier certaines constitutions, et contribuer, sinon à
guérir du moins à améliorer un certain nombre de
maladies.

L'atmosphère maritime convient parfaitement aux
individus à constitution faible, à chairs molles, et à tem-
pérament lymphatique ; souveut on voit sous son influence, surtout si elle est prolongée longtemps, ces
constitutions, ces tempéraments s'améliorer, et se
modifier complètement.

L'eau n'agit point sensiblement sur certains corps
à la température ordinaire. — Les substances solides,
insolubles dans l'eau à la température ordinaire, sont :
le bore, le carbone, le charbon, le phosphore et
l'oxyde qu'il produit ; le soufre, les métaux, les acides
tungstique, molybdique, margarique, oléique, del-
phinique, benzoïque, succinique, mucique, urique,
sébacique ; la silice. la magnésie, l'alumine, la glu-
cyne, l'yttria, la zircone, la thorine, et la plupart des
autres oxydes métalliques ; les sulfures des métaux
des trois dernières sections ; les sous-carbonates, les
phosphates, les phosphites, les borates, les sulfites,
les arséniates, les arsénites, les molybdates, excepté
ceux qui sont à base de potasse, de soude et d'ammo-

niàque ; les sulfates de baryte, de strontiane, d'étain, d'antimoine, de plomb, de mercure et de bismuth, les hydrosulfates d'antimoine, de fer. d'étain et de manganèse ; les hydriodates formés par les métaux qui ne décomposent point l'eau ; les protochlorures de mercure et de cuivre, le chlorure d'argent, la fécule, l'inuline, le ligneux, les corps gras, les résines, le camphre, le caoutchouc, la morphine, la narcotine, la strychnine, la brucine, l'emétine, la carthamite, la santaline, l'hordéine, le gluten, la fungine, le ferment la fibrine, l'albumine coagulée, le mucus animal, le caséum, la cholestérine, la matière jaune, et la résine de la bile, et le principe colorant du sang.

L'eau se décompose en agissant sur certains corps. — Le baryum, le strontium, le calcium, le potassium et le sodium, décomposent l'eau à la température ordinaire, s'emparent instantanément de son oxygène pour passer à l'état d'oxyde, et il se dégage du gaz hydrogène ; le manganèse et le fer agissent de la même manière, mais beaucoup plus lentement. Ces deux derniers métaux, ainsi que le zinc et l'étain, décomposent instantanément l'eau, et lui enlèvent son oxygène à une température rouge, comme on peut s'en assurer en faisant passer de la vapeur d'eau à travers un tuyau de porcelaine luté, dans lequel on a mis l'un et l'autre de ces métaux divisés, et que l'on a chauffés graduellement jusqu'au rouge ; l'oxygène se fixe sur le métal, et l'on peut recueillir le gaz hydrogène sous des cloches remplies d'eau et renversées sur la cuve pneumato-chimique. Le bore et le charbon s'emparent également de l'oxygène de l'eau à une température élevée, et forment, le premier de l'acide borique, et l'autre du gaz oxyde de carbone et de l'acide carbonique : il se dégage du gaz hydrogène dans le premier cas, et de l'hydrogène carboné dans l'autre. Le chlore, et l'iode décomposent l'eau qui est exposée à l'action de la lumière, et il se forme avec le premier beaucoup d'acide hydriodique, et un peu d'acide iodique il suffit même de faire passer du chlore humide à travers un tube de porcelaine rouge pour obtenir de l'acide hydrochlorique et du gaz oxigène ce qui annonce que l'eau a été décomposée. Le phosphore décompose également l'eau à la température ordinaire, et l'on obtient du gaz hydrogène phosphoré, et un acide composé d'oxygène et de phosphore. L'hydrogène, le soufre l'azote et les métaux dont nous n'avons pas fait mention dans ce paragraphe, ne décomposent l'eau à aucune température.

Les sulfures métalliques de potassium, de sodium, de baryum, de calcium, de strontium et de magnésium ; les chlorures de fer, de nickel, de cobalt, etc ; les cyanures de potassinm, de sodium, etc, et plusieurs iodures, décomposent instantanément l'eau à la température ordinaire ; l'oxygène se porte sur le métal, et l'hydrogène s'unit au soufre, au chlore, au cyanogène ou à l'iode, pour formerles acides, en sorte que l'on obtient des hydrosulfates, des hydrochlorates, des hydrocyanates ou des hydriodates d'oxydes. — Les azotures de potassium et de sodium décomposent également l'eau ; l'hydrogène forme de l'ammoniaque en se combinant avec l'azote tandis que l'oxygène s'unit au métal, et donne naissance à de la potasse ou à de la soude. Les composés de phosphore et de potasse, de soude, de chaux, de baryte, de strontiane et de magnésie, mis dans l'eau, la décomposent et se transforment en phosphates : il se dégage du gaz hydrogène phosphoré ; d'où il suit que l'oxygène et l'hydrogène de l'eau se sont combinés avec le phosphore. — Quelques-uns des métaux qui ne peuvent point décomposer l'eau lorsqu'ils agissent seuls, lui enlèvent l'oxygène quand on ajoute un acide susceptible de se combiner avec l'oxyde du métal ; ainsi l'antimoine, l'arsenic, le cuivre et le nickel, traités par l'acide hydrochlorique liquide, s'oxydent aux dépens de l'eau et il en résulte des hydrochlorates.

La recherche des matières organiques contenues dans les eaux offrent un intérêt tout particulier au point de vue de l'hygiène.

L'origine des matières organiques nous dit M. le Professeur Girard est due aux débris de substances végétales ou animales. Des feuilles, des insectes, des branches tombées dans une eau augmentent la proportion de matières organiques et favorisent la putréfaction et en même temps le développement des bacteries, des infusoires et des végétations inférieures.

A ce point de vue, les eaux les plus dangereuses sont celles qui ont subi le contact des excréments, des selles de malades, celles qui reçoivent des infiltrations d'urine ou d'immondices. Ces eaux infectées deviennent aptes à transmettre des maladies. On peut dire que le rôle des matières organiques est considérable au point de vue de l'hygiène, elles absorbent tout l'oxygène dissous dans les eaux et favorisent par là les fermentations putrides.

La présence de sels ammoniacaux, de nitrites ou nitrates dans les eaux, doit les rendre suspectes ; car l'azote ne peut provenir que de la décomposition des matières azotées, De telles eaux n'ont pu être souillées que par une notable quantité de matières organiques d'origine animale. Pour ces raisons une eau qui contiendra de l'ammoniaque à l'état libre ou sous forme de sels doit-être entièrement rejetée de l'alimentation. On tolère 1 milligramme d'ammoniaque par litre d'eau.

Le rôle des matières organiques dans l'eau étant d'une importance considérable, on a essayé d'en effectuer le dosage par plusieurs procédés. Certains chimistes ont proposé de ne doser que l'azote, car selon eux ce ne sont que les substances azotées qui sont la cause de la putréfaction des eaux. Aussi Frankland et Armstrong ont-ils proposé de doser seulement l'azote, en opérant comme dans l'analyse élémentaire d'un composé organique. Mais ce procédé est sujet à une foule de causes d'erreur et est d'une extrême délicatesse, il est presque abandonné aujourd'hui.

Ces procédés sont généralement remplacés par celui qui consiste à brûler la matière organique au moyen de permanganate de potasse.

« A cet effet on prépare une liqueur titrée de per-
« manganate de potasse au centième, soit 0 gr. 316 de
« ce sel par litre d'eau. D'un autre côté, un demi-litre
« d'eau à essayer est introduit dans un ballon, puis
« acidulé légèrement par l'acide sulfurique pur et
« porté à 90° environ.

« La liqueur titrée de permanganate est alors ver-
« sée goutte à goutte au moyen d'une burette graduée,
« jusqu'à ce que l'on obtienne une coloration rose

« persistante, et on lit sur la burette le nombre de
« centimètres cubes employés. Il est d'usage d'expri-
« mer les résultats en poids d'acide oxalique équiva-
« lent au permanganate consommé. (Prof. ch. Girard)

On dose l'air et les gaz dissous dans l'eau en rem-
plissant entièrement un ballon de 2 litres auquel est
adapté un tube recourbé rempli d'eau et débouchant
sous une cloche pleine de mercure. L'eau est portée à
l'ébullition, les gaz se dégagent et viennent se réunir
sous la cloche. Lorsque le dégagement gazeux a cessé,
on transvase les gaz dans une éprouvette graduée sur
la cuve à mercure, On fait la lecture du volume total,
on prend la température et la pression barométrique ;
puis à l'aide d'une pipette on introduit dans l'éprouvette une solution de potasse ; l'acide carbonique est
absorbé. La différence de volume trouvée correspond
à la quantité d'acide carbonique qui a disparu. Cela
fait une solution concentrée d'acide pyrogallique, qui
absorbe l'oxygène en présence de la potasse, est in-
troduite dans la même éprouvette. On note encore la
différence de volume qui indique la quantité d'oxygène.

Le gaz restant est de l'azote.

Toute analyse d'eau devra être complétée par un
examen microscopique. Cet examen devra porter sur
l'eau après douze heures de repos, puis sur le dépôt
qui sera formé dans le récipient. Il est le complément
nécessaire de la recherche chimique des matières
organiques, et donne souvent des renseignements in-
dispensables sur la nature de celles-ci.

Les corpuscules reconnaissables sous le microscope
sont :

1º Le sable, l'argile, la craie, ces fragments sont opaques, auguleux et cristallins ;

2º Les débris des grands végétaux, feuilles de bruyère, fibres ligneuses, débris d'écorce ;

3º Les vibrions et les bacteries, les algues et les diatomées ;

4º Des débris d'animaux, surtout d'insectes, élytres de coléoptères, ailes de papillons, fragments de plumes.

5º Les infusoires, œufs de tœnias, d'ascarides, et une multitude d'organismes microscopiques qu'une eau stagnante ou chargée de matières en fermentation contient ordinairement.

Les eaux de mare, ou celles qui séjournent plus ou moins longtemps, sont très souvent colorées par des algues microscopiques qui leur donnent un aspect ocracé ou vert sale. Certaines de ces algues vivent surtout dans les eaux riches en fer, ainsi la Crenothrix kuhniana a été trouvé en 1881 par M. GIRARD dans les eaux qui servent à l'alimentation de la ville de Lille : ces eaux étaient colorées en rouge. La présence des algues, surtout des conferves, des oscillaires, des protococcus, rend l'eau désagréable à boire et lui donne au bout de quelques temps un aspect trouble et une odeur nauséeuse.

Pour déceler tous les corps organiques contenus dans une eau, les principaux réactifs sont :

1º Une solution d'iode qui colore en bleu les cellules amylacées ;

2º Une solution de carmin dans la glycérine et l'alcool qui colore en rouge les cellules végétales.

3º Le violet de méthyle qui colore les bacteries.

Il est intéressant de faire connaître ici la méthode

donnée par Koch pour déterminer le degré de souillure de l'eau. L'examen microscopique direct étant insuffisant pour déterminer le degré de putréscibilité d'une eau. Koch eut recours à un ingénieux artifice dont les résultats furent remarquables.

« Une goutte de liqueur d'épreuve placée sur le microscope fut examinée d'abord avec un grossissement de cent puis de cinq cents diamètres.

Il fit ensuite évaporer une goutte sur une plaque à couvrir : le résidu fut coloré à l'aide d'une solution de bleu de méthylène, séché, trempé dans le baume de Canada puis examiné au grossissement de 5oo.

Enfin, pour constater le nombre des microbes capables d'un développement ultérieur, Koch mélange une quantité d'eau que des expériences préalables montrèrent pouvoir varier d'un millième de goutte à dix gouttes, à de la gélatine alimentaire rendue liquide qu'il venait de stériliser par ébullition. Le nombre des gouttes fut toujours compté avec la même pipette. La quantité de gélatine liquide était toujours de 10 centimètres cubes. Quand le mélange avec l'eau était effectué, on étendait aussitôt la gélatine sur une plaque de verre posée horizontalement et préalablement flambée. La gélatine se coagulait en se refroidissant. On la gardait sous une cloche humide dans une chambre chauffée. Or, au bout de 40 ou 60 heures. il se développait proportionnellement au nombre des microorganismes contenus dans l'eau, au nombre correspondant de colonies en forme de gouttes plus ou moins grandes de couleurs diverses qui rendaient par places la gélatine liquide. Pour déterminer le nombre de ces colonies on couvrit la plaque de verre portant la gélatine avcc une lame de verre quadrillée en centimètres carrés et avec un grossissement de 30 diamètres on compta le nombre de colonies développées dans plusieurs carrés d'un centimètre, et l'on en prit la moyenne. Connaissant le volume de l'eau mélangée à la gélatine on pouvait désormais calculer le nombre de microorganismes susceptibles de développement contenus dans un centimètre cube d'eau à examiner. Le nombre trouvé ne peut-être qu'approximatif, il sera toujours un peu plus faible que la réalité, parce que les germes placés immédiatement l'un à côté de l'autre ne formeront pour l'œil qu'une seule colonie et parce qu'il y aura des microorganismes qui ne se développeront pas. »

Par cette méthode, Koch trouva dans l'eau distillée bouillie de quatre à six colonies par centimètre cube ; dans les eaux d'égout, 38 millions de colonies par centimètre cube ; dans l'eau des fosses ou rigoles d'évacuation de l'eau drainée, 87,000 ; dans l'eau du Rummelsburger-Sée, 32,000 ; dans la Sprée, en amont de l'embouchure de la Wuhle, 115,000 ; dans la même rivière en aval de l'embouchure de la Wuhle, 118,000 ; à l'embouchure de la Wuhle, 52,000 ; dans la machine à eau de Strolan, avant la filtration, 125,000 colonies et après 120,000 etc.

La gélatine comestible placée sous la cloche humide avait été, avons-nous dit, rendue liquide en quelques points par le développement des colonies des bacteries. Or les bacteries qui rendent la gélatine liquide sont, ainsi que l'ont prouvé d'autres expériences précisément celles que l'on rencontre dans la putréfaction des matières animales. C'est pourquoi le nombre des colonies capables d'amener la liquéfaction de la gélatine permet d'évaluer la contamination de l'eau par une quantité plus ou moins grande de substances animales.

Les eaux contaminées par les infiltrations des fosses d'aisances ont une odeur infecte ammoniacale et sulfureuse ; chauffées avec de l'acide chlorhydrique, elles noircissent le papier de sous-acétate de plomb ; traitées par de la chaux ou la magnésie et chauffées, elles dégagent une forte odeur d'ammoniaque. Le résidu que laissent ces eaux à une odeur infecte et présente un aspect brun noirâtre.

Agitées avec l'ether, comme l'indique M. Baudrimont, ces eaux abandonnent à ce liquide leur principe odorant. On décante la liqueur éthérée, on la laisse évaporer : le résidu possède une odeur non douteuse de matières fécales. Cette odeur se dissipe rapidement si on chauffe à 30 ou 35°. Les eaux souillées par les infiltrations d'eaux ménagères contiennent toujours une petite quantité de matière grasse, ainsi qu'une forte proportion de chlorules alcalins et très souvent aussi une quantité assez considérable de carbonates alcalins. Enfin les eaux contaminées par les eaux résiduaires des usines à gaz ou par des fuites de gaz, possèdent une faible odeur goudronneuse. On y trouve des sulfates, des nitrates et de l'ammoniaque en assez forte proportion ; mais la présence de ces corps ne saurait suffire pour faire conclure à la contamination par les produits du gaz d'éclairage : il faut rechercher avec le perchlorure de fer la réaction des suflocyanure que ces eaux contiennent toujours : si la réaction n'est pas suffisamment nette, on recherche les goudrons en traitant l'eau par l'ether ; on décante la liqueur ethérée on renouvelle ce traitement, puis on soumet à l'évaporation. Après le départ de l'éther on obtient un résidu goudronneux. Enfin la recherche de l'aniline ou des phénols peut donner de bonnes indications.

En résumé, pour qu'une eau soit potable elle doit remplir à peu près les conditions suivantes §

1º Elle doit renfermer 5o à 6o centig. de matières solides par litre.

2º La quantité de sulfate de chaux qu'elle tient en dissolution doit-être inférieure à 20 centig. ou atteindre au plus 25 centig. par litre.

3º Toute eau potable contient de 3 à 15 centig. de chlorure par litre. Si ces derniers sont à base alcaline, leur présence n'a pas de grands inconvénients lors même que leur quantité serait plus grande que celle indiquée ci-dessus ; mais si l'on a affaire à du chlorure de calcium l'eau peut-être considérée comme malsaine.

4º La quantité de matière organique ne doit pas dépasser 5 milligrammes, et, évaluée en acide oxalique, elle ne doit pas être azotée.

5º Une eau bonne à l'alimentation ne doit pas contenir plus d'un milligramme d'ammoniaque par litre.

6º La quantité de métaux précipitables par l'hydrogène sulfuré doit être inférieure à un miligramme par litre.

7º La quantité de fer ne doit pas dépasser 15 millig. à 3 centig. par litre.

8º Elle ne doit pas contenir d'hydrogène sulfuré.

Ajoutons que la quantité de gaz dissous dans 100

centimètres cubes d'eau doit être de 10 pour 100 d'acide carbonique et 30 à 33 pour 100 d'oxygène et ne pas contenir de gaz inflammables, tels que l'hydrogène proto-carboné, ce qui indiquerait la présence des matières organiques en putréfaction. Enfin la présence de la silice, d'après plusieurs auteurs, est nécessaire dans une eau potable.

Nous terminons cet article en donnant le résultat de diverses expériences personnelles que nous avons faites au moyen du *permanganate de soude* et de la *limaille de fer*, pour rendre parfaitement potables les eaux contenant des *microorganismes, ferments, corpuscules, germes, bacilles, vibrions*, etc. qui étaient employées sans méfiance mais dont l'usage prolongé devenait pernicieux.

Il suffit d'ajouter, par hectolitre, une forte pincée de *permanganate de soude* et environ 200 grammes de *limaille de fer* (limaille exempte de traces de cuivre et autres métaux nuisibles) : aussitôt l'addition de ces deux substances, un léger nuage se forme, de petits flocons descendent, entrainant au fond toutes les matières organiques, et débarrassent l'eau de toute coloration, de toute saveur désagréable et de toute odeur. En quinze heures le dépôt est complet, et cela aussi bien pour dix hectolitres que pour 500 grammes.

On sait que toutes les eaux renferment du bicarbonate de chaux en plus ou moins forte proportion : le permanganate de soude précipite la chaux et en forme un sel insoluble, les matières organiques se précipitent également ; l'acide carboniqne du bicarbonate de chaux reste libre et communique à l'eau une saveur agréable.

Quant aux eaux lourdes ou trop chargées de matières calcaires, il suffit d'y ajouter une très faible dose de bicarbonate de soude pour les débarrasser de leurs excès de chaux.

Voilà donc un moyen à la portée de tout le monde pour boire toujours de l'eau exempte de principes organiques nuisibles.

L'eau rendue ainsi, parfaitement salubre, donnera toujours une saine nutrition, en ne perdant pas de vue la voie de décharge microbienne.

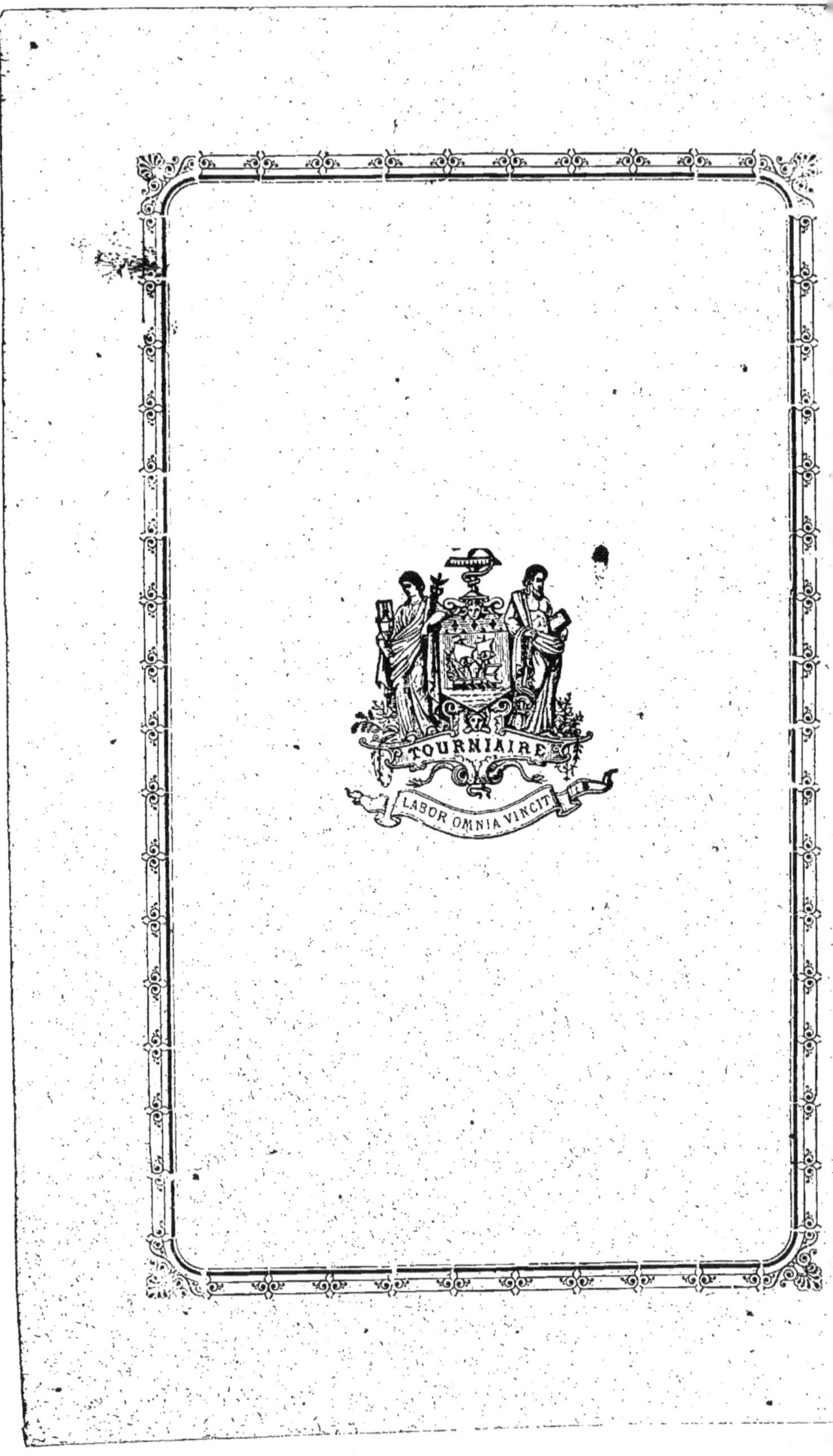

TOURNIAIRE
LABOR OMNIA VINCIT